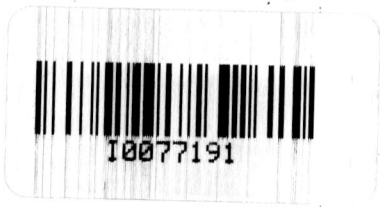

Docteur A. BACQUE

ABCÈS & FISTULES

DENTAIRES

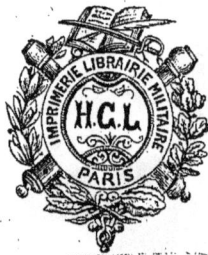

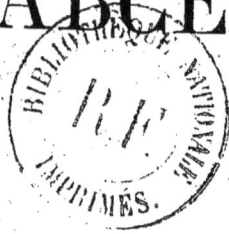

LIMOGES

Henri CHARLES-LAVAUZELLE

ÉDITEUR

ABCÈS ET FISTULES DENTAIRES

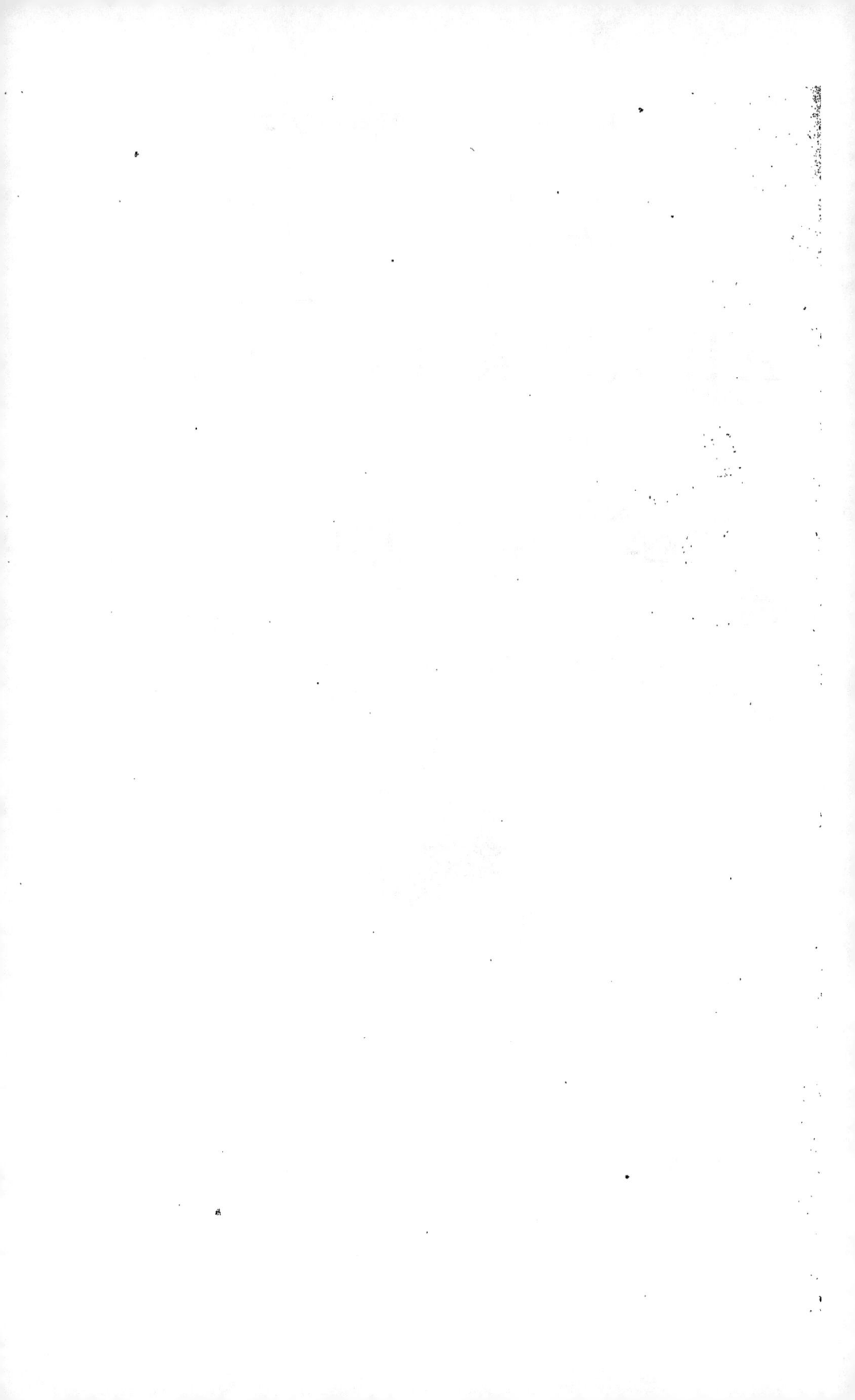

Docteur A. BACQUE

ABCÈS & FISTULES

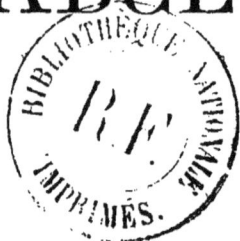

DENTAIRES

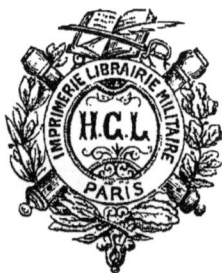

LIMOGES

Henri CHARLES-LAVAUZELLE

ÉDITEUR

1893. — **Cancer de l'intestin** (Th. de Paris).

1895. — **Un cas de tuberculose traité par le sérum de Maragliano.**

1897. — **Arthrite infectieuse alvéolo-dentaire.**

1898. — **Abcès et fistules dentaires.**

ABCÈS & FISTULES DENTAIRES

Communication faite à la Société de Médecine de la Haute-Vienne,
le 10 octobre 1898.

La fistule dentaire est une complication de la pério-dontite aiguë ou chronique.

A l'exemple des professeurs Heydenreich, de Nancy, et Redier, de Lille, je nommerai périodontite l'inflammation des parties avoisinant la dent, depuis l'inflammation légère cantonnée à l'extrémité des racines jusqu'à l'in-flammation diffuse compliquée de fluxion, d'abcès et se terminant par la fistule. Le terme de périodontite a l'avan-tage de préciser le siège de la lésion et ne préjuge en rien de sa nature comme ceux de périostite, ostéo-périostite, arthrite alvéolaire, etc., autrefois employés.

Je ne m'occuperai que des fistules externes, bien que les fistules gingivales soient aussi fréquentes, mais elles ne présentent pas la même gravité que les premières.

HISTORIQUE

Sans vouloir remonter jusqu'à la fistule dentaire de Louis XIV, fistule qui, d'après Michelet (*Histoire de France*, tome XV, page 259) nous valut le mariage du grand roi avec Mme de Maintenon, je puis dire que de nombreuses et savantes études ont été faites sur ce sujet.

De très bonnes descriptions ont été données par Fauchard (1728) et Duval (1812). Sauf l'anatomie pathologique, on peut encore consulter avec fruit les travaux de Fox, traduits par le chevalier Lemaire, chirurgien dentiste du roi (1822); Maury, chirurgien dentiste de l'Ecole polytechnique (1828); Lefoulon (1841). J'aurai, du reste, l'occasion de citer quelques lignes de ces auteurs et vous verrez la valeur de leurs observations.

Plus près de nous, il faut citer la thèse de mon savant maître le docteur Pietkiewicz, chef du service de stomatologie de l'Hôtel-Dieu, les travaux remarquables de Magitot, Galippe et Malassez, et la thèse de Tellier (1892).

OBSERVATIONS

Contrairement à l'habitude, je place ici les trente-deux observations que j'ai recueillies, car il me semble plus naturel de les citer avant les réflexions qu'elles m'ont suggérées. Sur ces trente-deux observations, vingt-sept portent sur des fistules et cinq sur des abcès qui seraient devenus fistuleux sans une prompte intervention.

Les deux premières observations ont été prises à la clinique de stomatologie de l'Hôtel-Dieu, les autres m'ont été fournies par les malades de ma consultation. Plusieurs malades m'ont été envoyés par des confrères de Limoges, de la Haute-Vienne, de la Creuse et de la Corrèze, que je remercie de la confiance qu'ils m'ont témoignée. La première observation est du 14 août 1896 et la dernière du 24 juin 1898. De plus, j'ai attendu trois mois avant de publier mes observations pour ne donner que des résultats éloignés.

I

Périodontite chronique. — Fistule. — Deuxième molaire inférieure gauche.

Lucien D..., 22 ans, employé de commerce à Paris, est atteint, au mois de décembre 1895, d'une fluxion avec abcès au maxillaire inférieur gauche. Incision à la consultation de chirurgie de l'Hôtel-Dieu. Amélioration, mais la cicatrisation n'est pas complète, il reste une fistule.

14 *août* 1896. — Depuis l'incision de l'abcès, il y a eu de nouvelles fluxions. D... revient à la consultation de chirurgie de l'Hôtel-Dieu. Après examen, il est envoyé à la clinique des maladies de la bouche et des dents. Je constate une tuméfaction de la grosseur d'un œuf de pigeon sur le maxillaire inférieur gauche. A peu près au centre se trouve l'orifice de la fistule. En appuyant avec le doigt, je fais sourdre du pus par l'orifice de la fistule et dans la bouche au niveau d'une racine de la deuxième molaire. Avulsion de la racine. Extrémité aiguë, raboteuse. Kyste de 4 millimètres de long inséré sur la face postérieure de la racine.

3 *septembre*. — Guérison complète en vingt jours.

II

Périodontite chronique. — Fistule. — Première molaire inférieure droite.

Victor V..., 29 ans, comptable à Paris.

27 *août* 1896. — Incision, à la clinique chirurgicale de l'Hôtel-Dieu, d'un abcès sur le bord gingival du maxillaire inférieur droit.

5 *septembre*. — Ouverture spontanée de l'abcès à l'extérieur.

10 *septembre*. — Tuméfaction de la grosseur d'une noix. Avulsion des deux racines de la première molaire inférieure droite. Racines nécrosées.

3 *octobre*. — Guérison complète en vingt-quatre jours.

III

Périodontite chronique. — Abcès. — Première molaire inférieure gauche.

Marie A..., 11 ans, de Champagnac (Haute-Vienne). Fluxions répétées.

4 *août* 1896. — Incision d'un abcès sur le bord gingival.

30 *octobre*. — Tuméfaction de la grosseur d'une noisette, sans fistule. Avulsion de la première molaire inférieure gauche. Racines résorbées. Guérison en quinze jours.

IV

Périodontite aiguë. — Abcès. — Première molaire inférieure droite.

Marie-Louise D..., 14 ans, de Meymac (Corrèze).

9 *novembre* 1896. — Tuméfaction de la grosseur d'une noix. Fluctuation manifeste. Avulsion de la première molaire inférieure droite. Kyste terminal de la racine postérieure et nécrose de la racine antérieure.

Guérison en vingt-cinq jours.

V

Périodontite chronique. — Fistule. — Première molaire inférieure droite.

Pierre M..., 30 ans, de Saint-Amand-Magnazeix (Haute-Vienne). Fluxions répétées depuis cinq ans.

15 *octobre* 1896. — Abcès ouvert spontanément à l'extérieur.

22 *novembre*. — La peau présente une cicatrice de 3 centimètres de haut et de 1 centimètre de large. Dans le fond de la cicatrice se trouve l'orifice très étroit de la fistule. Avulsion de deux racines nécrosées de la première molaire inférieure droite. Guérison au bout de quinze jours.

VI

Périodontite chronique. — Fistule. — Première molaire inférieure gauche.

Léonard R..., 24 ans, d'Aureil (Haute-Vienne), a, depuis le mois de mai 1896, des fluxions presque tous les mois.

15 *novémbre* 1896. — Énorme tuméfaction, abcès incisé extérieurement.

1er *décembre*. — Ecoulement de pus par l'incision incomplètement cicatrisée. Avulsion de la première molaire inférieure gauche. Racine nécrosée. Guérison au bout d'un mois.

VII

Périodontite chronique. — Fistules. — Deuxième et troisième molaires inférieures gauches.

Pierre M..., 23 ans, de St-Hilaire-la-Treille (Haute-Vienne).

8 *novembre* 1896. — Incision d'un abcès volumineux au maxillaire inférieur gauche.

8 *decembre*. — Nouvelle incision.

10 *décembre*. — Je constate une grande inflammation de toute la région sous-maxillaire jusqu'à la ligne médiane. Trois orifices fistulaires. Avulsion de la deuxième et de la troisième molaire inférieure gauche. Racines nécrosées. Guérison au bout de deux mois.

VIII

Périodontite auguë. — Abcès. — Première molaire inférieure gauche.

Henriette S..., 24 ans, Limoges.

4 *décembre* 1896. — Fluxion avec abcès.

11 *décembre*. — Tuméfaction de la grosseur d'un œuf, fluctuation manifeste. Avulsion des deux racines nécrosées de la première molaire inférieure gauche. Guérison en un mois.

IX

Périodontite chronique. — Deuxième molaire inférieure gauche.

Marguerite J..., 42 ans, de Bellac (Haute-Vienne). Fluxions répétées depuis deux ans.

30 *décembre* 1896. — Induration de la grosseur d'une mandarine. Avulsion des deux racines nécrosées de la deuxième molaire inférieure gauche. Guérison en un mois.

X

Périodontite chronique. — Fistule. — Deuxième molaire inférieure droite.

Eugénie B..., 22 ans, de Limoges. Fluxions répétées depuis un an.

Décembre 1896. — Incision d'un abcès siégeant au maxillaire inférieur droit.

26 *janvier* 1897. — La fistule suppure abondamment. Avulsion de la deuxième molaire inférieure droite. Kyste latéral à la racine. Guérison en vingt jours.

XI

Périodontite chronique. — Fistule. — Première molaire inférieure droite.

Marie C..., 22 ans, de Folles (Haute-Vienne).

14 *février* 1897. — Abcès ouvert spontanément à l'extérieur.

27 *avril.* — Fistule au maxillaire inférieur droit. Avulsion de la première molaire. Exostose des racines. Guérison en quinze jours.

XII

Périodontite chronique. — Fistule. — Première et deuxième molaires supérieures droites.

Jean P..., 37 ans, de Champagnac (Haute-Vienne). Premier abcès ouvert sur le bord gingival en juin 1895.

Août. — Nouvel abcès ouvert spontanément à l'extérieur. Depuis cette époque les abcès se renouvellent tous les deux ou trois mois.

28 *avril* 1897. — Fistule au maxillaire supérieur droit. Avulsion de la première et de la deuxième molaire supérieure droite. Les deux racines externes de la première molaire ont des exostoses et les deux racines externes de la deuxième molaire un kyste chacune. Les racines palatines sont saines. Guérison en cinq semaines.

XIII

Périodontite chronique. — Fistule. — Première molaire inférieure droite.

François L..., 25 ans, de Saumur. Fluxions répétées au maxillaire inférieur droit.

Février 1897. — Abcès volumineux ouvert spontanément à l'extérieur.

5 *mai.* — Avulsion des deux racines de la première molaire inférieure droite. Racines nécrosées. — Je n'ai pas revu le malade depuis le jour où je l'ai opéré ; j'ignore le résultat.

XIV

Périodontite aiguë. — Fistule. — Première molaire inférieure droite.

Pierre J..., 22 ans, de Bénévent (Creuse). Au mois d'avril se déclare une fluxion, la première qui détermine un abcès ouvert spontanément à l'extérieur le 2 mai 1897.

22 *mai.* — Avulsion des deux racines de la première molaire inférieure droite. Racines nécrosées. Guérison en quinze jours.

XV

Périodontite chronique. — Fistule. — Première molaire inférieure droite.

Richard M..., 25 ans, de Limoges. Fluxions répétées depuis plusieurs mois.

23 *mai* 1897. — Incision d'un abcès.

9 *juin.* — Induration d'un ganglion sous-maxillaire et fistule. Avulsion de la première molaire inférieure droite. Racines nécrosées. Guérison en quarante-cinq jours.

XVI

Périodontite chronique. — Fistule. — Première molaire supérieure gauche.

Pierre D..., 32 ans, de Limoges. Fluxions répétées depuis plusieurs années.

Février 1897. — Nouvelle fluxion avec abcès ouvert spontanément à l'extérieur.

9 *juin.* — Avulsion de la première molaire supérieure gauche. Racines nécrosées. Guérison en un mois.

XVII

**Périodontite chronique. — Fistule. — Deuxième molaire
inférieure gauche.**

Jean E..., 46 ans, de Limoges. Fluxions tous les mois
depuis le mois de décembre 1896.

10 *juillet* 1897. — Ouverture spontanée de l'abcès à l'extérieur.

26 *juillet.* — Avulsion de la deuxième molaire inférieure
gauche. Racines nécrosées. Guérison en quinze jours.

XVIII

**Périodontite chronique. — Fistule. — Première molaire
supérieure droite.**

Simon B..., 33 ans, à Aixe-sur-Vienne. En 1882, fluxions
répétées causées par la première molaire supérieure droite.
Avulsion de la dent, qui fut cassée.

Au mois de mars 1896, il se produit à un centimètre de
l'aile du nez, du côté droit, une petite tumeur qui grossit
très lentement et sans occasionner de douleurs. Au bout d'un
an, la tumeur, étant devenue gênante, est ponctionnée. Il sort
un liquide froid, clair, jaunâtre et légèrement filant. La
tumeur s'affaisse, mais se reproduit peu après. Trois nouvelles ponctions furent faites dans les mêmes conditions.

12 *septembre* 1897. — B... vient me consulter. Je constate
une tumeur de la grosseur d'une noix située à un centimètre
de l'aile du nez du côté droit. La fluctuation est manifeste. Il
n'y a pas d'inflammation. La pression amène une légère sen-
sibilité à l'extrémité de la racine de la première molaire.

Avulsion de la dent. Les racines sont nécrosées. La tumeur
se vide aussitôt.

Guérison au bout d'un mois.

XIX

Périodontite chronique. — Fistule. — Première molaire inférieure droite.

Alice S..., 10 ans, de Limoges. Fluxions répétées depuis le mois de mai 1897. Au mois d'août un abcès se forme et s'ouvre spontanément à l'extérieur.

19 *septembre*. — Il existe une induration de la grosseur d'une noix et une fistule. Avulsion de la première molaire inférieure droite. Une racine nécrosée, une racine avec un kyste latéral. Guérison en un mois.

XX

Périodontite chronique. — Fistule. — Deuxième prémolaire inférieure gauche.

Charles C..., 30 ans, lieutenant de cavalerie, à Rambouillet.

Juillet 1897. — Avulsion de la dent, qui fut cassée.

Août. — Ouverture spontanée de l'abcès à l'extérieur.

20 *octobre*. — Avulsion de la racine. Nécrose de l'extrémité. Guérison en trois semaines.

XXI

Périodontite chronique. — Fistule. — Première molaire supérieure gauche.

Maurice L..., 40 ans, de Saint-Georges-les-Landes (Creuse). Fluxions répétées depuis le mois de mars 1897.

Juillet. — Formation d'une fistule à un centimètre au-dessous de l'angle externe de l'œil gauche.

28 *octobre* 1897. — Avulsion de la première molaire supérieure gauche. Deux racines nécrosées, une saine. Guérison en trois semaines.

XXII

**Périodontite chronique. — Fistule. — Première molaire
inférieure droite.**

Jean-Baptiste B..., 24 ans, de Compreignac (Haute-Vienne).
Fluxions répétées depuis le mois de mai 1896.

Septembre 1897. — Formation d'un abcès ouvert spontanément à l'extérieur.

. 2 *novembre*. — Induration de la grandeur d'une pièce de
cinq francs. Avulsion des deux racines de la première molaire
inférieure droite. Racines nécrosées. Guérison en un mois.

XXIII

**Périodontite chronique. — Fistule. — Première molaire
inférieure droite.**

Georges M..., 28 ans, de Thiviers (Dordogne). Première
fluxion en 1895.

Août 1896. — Abcès incisé sur le bord gingival. A la suite
de cet abcès il reste une induration qui augmente à chaque
nouvelle fluxion.

Octobre 1897. — Abcès volumineux ouvert extérieurement.

2 *novembre*. — Induration de la grosseur d'une noix. Avulsion de la première molaire inférieure droite. Racines nécrosées. Le malade étant tuberculeux et la fistule ancienne, je
propose un curettage qui est refusé. C'est au bout de quatre
mois seulement que la guérison est obtenue, mais il reste une
cicatrice très apparente.

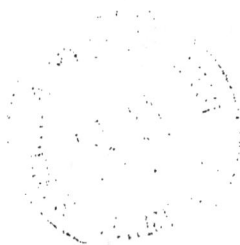

XXIV

Périodontite chronique. — Fistule. — Canine supérieure droite.

Catherine B..., 32 ans, de Limoges. Fluxions répétées depuis dix ans. Peu à peu il se forme une induration de la grosseur du pouce et qui siège à un centimètre au dessus de l'aile du nez. Au centre de l'induration se trouve l'orifice fistulaire.

18 *octobre* 1897. — Curetage de la tumeur. Il se produit un mieux sensible, mais, le 10 novembre, il y a une nouvelle poussée. Quelques jours après, je fais l'avulsion de la canine supérieure droite qui présentait un kyste latéral à son extrémité radiculaire. Guérison en un mois.

XXV

Périodontite chronique. — Fistule. — Canine supérieure droite.

Marie B..., 21 ans, de Limoges.
Novembre 1897. — Première fluxion.
25 *décembre*. — Formation de la fistule.

3 *janvier* 1898. — Il existe une tumeur indurée, bosselée, située à un centimètre de l'aile du nez du côté droit. Avulsion de la canine. Racine nécrosée. Guérison au bout d'un mois.

XXVI

Périodontite chronique. — Fistule. — Deuxième prémolaire inférieure gauche.

Charles R..., 20 ans, de Limoges.
Novembre 1897. — Avulsion de la dent, qui fut cassée. Fluxions répétées et fistule consécutive.

8 *décembre*. — Avulsion de la racine nécrosée.

15 *janvier* 1898. — La fistule persistant, je fais un curettage. Guérison trois semaines après.

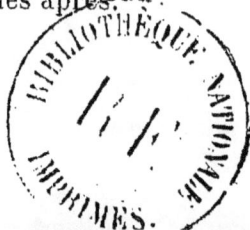

XXVII

Périodontite chronique.— Abcès. — Première molaire inférieure droite.

Jean-Baptiste L..., 26 ans, de Limoges. — Fluxions répétées depuis deux ans. Nouvelle fluxion en février 1898.

22 *février*. — Abcès volumineux. Devant l'impossibilité d'écarter les mâchoires fortement contractées, j'incise l'abcès et ne fais l'avulsion de la dent que le 28 février. Racines nécrosées. Guérison complète en dix-sept jours.

XXVIII

Périodontite aiguë. — Abcès. — Première molaire temporaire inférieure droite.

Germaine M..., 7 ans, de Limoges.

13 *mai* 1895. — Induration de la grosseur d'une noix. Au centre de l'induration, tuméfaction de la grosseur d'un haricot et présentant une fluctuation manifeste. Avulsion de la dent. Racines nécrosées. Guérison complète sans fistule, au bout d'un mois.

XXIX

Périodontite aiguë. — Fistule. — Première molaire inférieure droite.

Marthe G..., 16 ans, à Aixe-sur-Vienne.

31 *mai* 1898. — La fluxion a débuté le 7 mai. Depuis huit jours la malade peut à peine ouvrir la bouche. Empâtement général depuis l'angle maxillaire jusqu'au menton. Fistule à l'angle du maxillaire. L'intervention étant urgente, j'ouvre la bouche progressivement avec un écarteur et je fais l'avulsion de la dent. Racines nécrosées. Guérison en trois semaines.

XXX

Périodontite chronique. — Fistule. — Troisième molaire inférieure droite.

Pierre R..., 30 ans, de Glanges (Haute-Vienne). Première fluxion en mars 1898, avec abcès ouvert spontanément sur la gencive.

Mai. — Nouvelle fluxion avec abcès ouvert spontanément à l'extérieur.

17 *juin.* — Fistule à l'angle du maxillaire inférieur droit. Avulsion de deux racines. Kystes radiculaires terminaux. Guérison en un mois.

XXXI

Périodontite chronique. — Fistule. — Deuxième molaire inférieure gauche.

Hélène M..., 15 ans, de Limoges. Fluxions répétées depuis plusieurs années.

Mai 1897. — Abcès incisé extérieurement. Amélioration pendant huit mois.

Février 1898. — Nouvelle fluxion avec abcès ouvert spontanément à l'extérieur.

Juin. — Avulsion de la deuxième molaire inférieure gauche. Kyste radiculaire latéral. Guérison au bout d'un mois.

XXXII

Périodontite chronique. — Fistule. — Deuxième molaire inférieure gauche.

Georges D..., 19 ans, de Razès (Haute-Vienne). Première fluxion au mois d'avril 1898.

Juin. — Abcès ouvert spontanément à l'extérieur.

24 *juin.* — Tuméfaction de la grosseur d'une amande avec fistule au centre. Avulsion de deux racines nécrosées. Guérison en trois semaines.

ÉTIOLOGIE

I. CAUSES PRÉDISPOSANTES. — 1° *Etat général.* — L'état général a peu d'influence sur le développement des fistules dentaires. Sur trente-deux cas, vingt-neuf sujets étaient robustes, deux débilités et un tuberculeux. Si les fistules atteignent tous les individus, je dois dire, toutefois, que la guérison est beaucoup plus lente chez ceux dont l'état général est mauvais.

2° *Age.* — Les fistules sont surtout fréquentes à l'âge adulte et principalement de 20 à 30 ans.

$$
\begin{array}{lll}
\text{De } 5 \text{ à } 10 \text{ ans,} & 2 & \text{cas.} \\
10 \text{ à } 20 & - & 3 & - \\
20 \text{ à } 30 & - & 23 & - \\
30 \text{ à } 40 & - & 3 & - \\
40 \text{ à } 50 & - & 2 & - \\
\end{array}
$$

3° *Sexe.* — Plus fréquente chez les hommes que chez les femmes : vingt cas contre douze.

II. CAUSES DÉTERMINANTES. — « Quand l'inflammation qui résulte d'une dent cariée est vraiment considérable, il se forme un abcès si volumineux que si on l'abandonne à lui-même, il vient presque toujours à l'extérieur ». (LEMAIRE.)

« Les fistules dentaires ne sont pour ainsi dire que les abcès à l'état chronique par suite d'une maladie des dents ou des maxillaires consistant en une carie ou en une nécrose. » (MAURY.)

Il résulte clairement de ces deux auteurs que la cause première de la fistule est une dent cariée. C'est en effet ce qui arrive le plus souvent. Après une seule fluxion (périodontite aiguë) ou plusieurs (périodontite chronique), causées par l'infection microbienne de la dent cariée, l'abcès s'ouvre à l'extérieur et la fistule est constituée. Bien que cela soit le processus général, la carie n'est pas l'unique cause des fistules. Sur les trente-deux cas qui me sont personnels, trente sont dus à la carie pénétrante et deux consécutifs à une fracture par avulsion. Enfin, les traumatismes ordinaires peuvent être la cause des mêmes lésions, mais c'est beaucoup plus rare. Mon père, qui exerce depuis trente-cinq ans, en a seulement rencontré deux cas, l'un consécutif à un coup de poing, et l'autre produit par le recul d'un fusil. Pour ma part, je n'en ai vu qu'un seul cas, en 1892, à l'Hôtel-Dieu, dans le service de mon vénéré maître, le professeur Tillaux. J'y reviendrai, du reste, à propos du diagnostic.

On doit donc retenir, comme causes déterminantes des fistules, la carie pénétrante et les traumatismes, opératoires ou autres.

III. SIÈGE. — Les deux maxillaires sont le siège de fistules, mais principalement le maxillaire inférieur.

> Maxillaire inférieur..... 26 fois.
> — supérieur.... 6 —

Dans le même maxillaire, le côté droit paraît être le plus souvent atteint.

Maxillaire inférieur droit........ 14 fois.

   —   —   gauche...... 12 —

   — supérieur droit........ 4 —

   —   —   gauche...... 2 —

Toutes les dents ne sont pas touchées également. Voici, par ordre de fréquence décroissante, le tableau des dents affectées :

Premières molaires..... 20 fois.

Deuxièmes molaires.... 8 —

Troisièmes molaires.... 2 —

Prémolaires .... 2 —

Canines.............. 2 —

Incisives............. 0 —

Parmi les premières molaires :

Inférieures droites..... 12 fois.

   — gauches.... 4 —

Supérieures droites..... 2 —

   — gauches.... 2 —

Les deuxièmes molaires donnent :

Inférieures gauches.... 6 fois.

   — droites..... 1 —

Supérieures droites..... 1 —

Les deux prémolaires atteintes étaient deux deuxièmes prémolaires inférieures gauches et les deux canines, deux canines supérieures droites.

Enfin, c'est par exception que les fistules sont occasionnées par des dents temporaires : un seul cas contre trente et un causés par des dents permanentes.

En résumé, ce sont les premières molaires qui occasionnent le plus de fistules et, parmi elles, celles du maxillaire inférieur droit.

SYMPTOMATOLOGIE

I. PÉRIODONTITE PHLEGMONEUSE AIGUË. — 1° *Signes fonc-tionnels.* — Le malade accuse une douleur très vive dans la région où s'est formé l'abcès. Le contact des deux mâchoires est douloureux par suite de l'allongement de la dent malade, allongement véritable causé par l'exsudat qui s'est formé entre la racine et la membrane alvéolo-dentaire. Les arcades dentaires paraissent ne se toucher qu'au niveau de la dent malade et le patient accuse une sensation particulière que j'ai entendu qualifier souvent, par le malade, de *dent de coton, dent de caout-chouc.* Parfois, il survient de la contracture des maxillaires et c'est à peine si l'on peut introduire le doigt entre les deux arcades dentaires. La déglutition est difficile et la mastication presque impossible.

2° *Signes physiques.* — A *l'inspection de la bouche* on trouve la gencive rouge, tuméfiée, le tartre a envahi plus ou moins complètement le côté malade, l'expiration a une odeur repoussante.

La *percussion* de la dent est douloureuse. Extérieurement, la peau de la joue est tuméfiée, luisante, rouge, quelquefois lie de vin. La fluctuation est manifeste.

3° *Signes généraux.* — Il n'est pas rare d'observer un état fébrile plus ou moins accentué.

II. Périodontite phlegmoneuse subaiguë avec fistule.
— En plus des signes que je viens d'indiquer, on trouve
sur la peau l'orifice de la fistule, orifice qui peut être mo-
mentanément bouché par de l'exsudat desséché. En
passant le doigt dans la bouche le long du bord gingival,
on a la sensation d'une corde tendue, assez dure, constituée par le trajet fistuleux allant de la racine malade à
l'extérieur.

III. Forme chronique. — Tous les signes de la période
aiguë ou subaiguë se sont amendés. Il y a peu de douleur,
même à la percussion ; la mastication est plus facile et
l'haleine moins fétide. Mais l'on sent très nettement le
trajet fistuleux que l'on peut suivre dans toute son étendue.

Quant à l'aspect extérieur, je laisse la parole à Maury,
qui, dès 1828, l'avait très bien décrit : « Le principal carac-
tère de cette affection consiste en un petit ulcère situé le
long de la base de la mâchoire inférieure, ou, ce qui est
infiniment rare, près de l'apophyse montante de l'os
maxillaire. Les bords sont calleux et tuméfiés, sa circon-
férence est plus ou moins rouge, unie ou mamelonnée et
en général peu œdématiée. Quelquefois cet ulcère ne
présente qu'un petit orifice presque obstrué d'un ichor
séreux qui en découle et que le contact de l'air y dés-
sèche. D'autres fois, on remarque deux ou trois orifices
au lieu d'un. » C'est ce qu'a également constaté Pietkiewicz dont un des malades était porteur de douze orifices fistulaires. J'ai moi-même rencontré un cas analo-
gue. Il y avait trois orifices fistulaires. (*Observation* VII.)

ANATOMIE PATHOLOGIQUE

A. — Examen macroscopique ·

I. La COURONNE des dents fistuleuses a perdu sa coloration normale. Elle est grise, noire ou bleutée. Presque . toujours elle est le siège d'une carie. L'intérieur de la carie est remplie d'une bouillie noirâtre, exhalant une odeur fétide. Si l'on introduit un stylet par la carie, on peut l'enfoncer jusque dans les canaux radiculaires.

II. — Les RACINES sont le siège de lésions diverses qui sont, par ordre de fréquence, la nécrose, les kystes et l'exostose. J'ai rencontré :

Nécrose.................	25 fois
Kystes.................	8 —
Exostose	2 —

Nécrose. — Elle est caractérisée par la résorption de la racine, qui est privée de périoste, rugueuse et noirâtre.

Kystes. — Ce sont des productions épithéliales qui s'insèrent à l'extrémité de la racine. De volume variable, de la grosseur d'un grain de millet à celle d'un pois, ces kystes sont sessiles ou pédiculés. Tantôt ils embrassent toute la racine dont l'extrémité plonge dans le sac du kyste, tantôt ils s'implantent seulement par un point sur un côté de la racine. J'ai trouvé pour ma part :

5 kystes latéraux

contre 3 — terminaux.

ce qui paraîtrait infirmer l'opinion de Magitot, qui donne les kystes terminaux comme beaucoup plus fréquents que les kystes latéraux.

Il faudrait un volume pour décrire la pathogénie et l'histologie des kystes radiculaires et développer les diverses opinions émises à ce sujet. Je me contenterai de signaler l'opinion de Malassez, qui est la plus généralement admise. Les kystes tireraient leur origine des débris paradentaires du cordon épithélial.

Exostoses. — Caractérisées par une production anormale de tissu dur, de volume variable, intimement uni à la racine et constitué par les mêmes éléments que les os et le cément de la dent.

III. ALVÉOLES. — En général les lésions ne s'arrêtent pas à la dent et l'alvéole présente des signes de nécrose plus ou moins avancée. Il n'est pas rare, après l'avulsion de la dent, de retirer des bords alvéolaires complètement détachés et nécrosés.

B. — Examen bactériologique.

Le bactérium-termo se rencontre dans la bouillie noirâtre qui remplit les caries pénétrantes et leur donne leur odeur repoussante. Ce qui peut rester de dentine est envahi par les microbes de la carie dentaire, microbes de Miller et de Galippe et Vignal. Le staphylocoque doré s'y rencontre par exception. On trouve, dans le pus des phlegmons, les microbes associés de toutes les suppurations.

DIAGNOSTIC

Le plus souvent, le diagnostic est facile. Il suffit de faire ouvrir la bouche au malade pour constater la présence d'une dent cariée en communication avec la fistule par un cordon dur que l'on sent très bien en passant le doigt le long du bord du maxillaire. Mais il arrive parfois que le diagnostic n'est pas aussi facile : c'est lorsqu'il n'y a pas de carie et que la fistule a été causée par un traumatisme n'ayant que très peu altéré l'aspect extérieur de la dent. Ces cas sont extrêmement rares et c'est justement à cause de leur rareté qu'ils méritent d'être signalés. Je vais citer le seul que j'aie vu et dont j'ai déjà dit un mot au chapitre de l'Etiologie. C'était en 1892, je suivais alors la clinique de mon vénéré maître le professeur Tillaux. Un matin, une jeune femme, d'excellente constitution, se présente à la consultation de chirurgie pour faire soigner un bouton, comme elle disait, qu'elle portait au menton. Depuis cinq ans, elle avait couru toute espèce de cliniques et essayé les traitements les plus variés. Rien n'y faisait. Après une amélioration passagère, le bouton revenait sans cesse. Après examen, M. Tillaux fit extraire l'incisive inférieure gauche dont la couronne très saine était légèrement bleutée. La racine était nécrosée sur un centimètre de long. Au bout de quinze jours, la malade était guérie. Cette fistule avait été provoquée par une chute sur le bord d'un trottoir.

Ainsi donc, si après l'examen des arcades dentaires on n'a pas trouvé de dent cariée, il ne faut pas se hâter de conclure que la fistule n'est pas d'origine dentaire. Il faut voir si l'une des dents n'est pas décolorée et si la percussion ne révèle pas des signes de périodontite. Enfin on s'aidera des commémoratifs pour savoir s'il n'y a pas eu de traumatismes antérieurs.

Diagnostic différentiel. — On ne confondra pas les fistules d'origine dentaire avec les fistules salivaires, ces dernières ne laissant pas couler de pus, mais un liquide clair et seulement au moment des repas.

Les fistules osseuses se distinguent par l'état général du sujet et l'intégrité de la denture au niveau de la lésion. De plus, si l'on introduit un stylet par l'orifice fistulaire, on sentira l'os dénudé et mobile.

PRONOSTIC

Le pronostic est généralement favorable. Sur trente-deux cas que j'ai opérés, j'ai eu trente et une guérisons. Je n'ai pas eu de renseignements consécutifs à la trente-deuxième opération. La littérature médicale relate quelques cas s'étant terminés par une nécrose très étendue et même par la mort, mais c'est tout à fait l'exception. Depuis dix ans que je fréquente les hôpitaux, je n'en ai vu aucun exemple.

MARCHE — DURÉE — TERMINAISON

C'est une affection essentiellement chronique. Par exception, la fistule se constitue dès le premier abcès ; j'en signale cinq cas, mais le plus souvent les premières manifestations remontent à plusieurs mois et même plusieurs années.

Une fois la fistule constituée, sa durée est indéterminée si on n'intervient pas. Deux des malades que j'ai opérés avaient leur fistule depuis dix-huit mois.

La guérison est la terminaison habituelle. Elle est obtenue environ un mois après l'avulsion de la dent. Une seule fois, la guérison ne s'est faite qu'après quatre mois, parce que le malade n'a pas voulu se soumettre à un curettage.

Quant au résultat éloigné, bien que la guérison soit complète, au point de vue esthétique il est moins satisfaisant. Il reste toujours une cicatrice fort désagréable. « L'ulcère laisse après sa guérison une cicatrice extérieure toujours cause d'un peu de difformité. » (MAURY.)

« Après l'extraction de la dent, l'écoulement diminue par degré, l'ouverture se ferme ; mais, comme l'ulcération a détruit une partie des ligaments intérieurs et des téguments, la peau se contracte en se guérissant, et il reste un creux ou une cicatrice profonde que des observateurs superficiels prennent pour l'effet des scrofules, ce qui, aux yeux des femmes et des personnes d'un goût délicat, est une difformité repoussante. » (LEMAIRE.)

TRAITEMENT

« On devra toujours s'attaquer à la cause première du mal, c'est-à-dire à la dent malade. Bien souvent, l'ablation de cette dernière suffit à amener la guérison d'une fistule rebelle. » (HEYDENREICH.)

C'est, en effet, par là qu'il faut commencer. Pas d'incision, pas de curettage ; d'abord l'avulsion de la dent. Voici, du reste, comment je procède. Un malade porteur d'un abcès vient me consulter. Quand bien même l'abcès devrait s'ouvrir spontanément dans les vingt-quatre heures, je n'en fais pas l'incision et me contente de faire l'avulsion de la dent. Cela suffit, en général, pour amener, quelques heures après, une diminution des symptômes inflammatoires. J'ai opéré quatre malades dans ces conditions ; chez tous les quatre il y avait une fluctuation manifeste, et chez aucun je n'ai été obligé d'intervenir postérieurement. Pour plus de sûreté, il faut faire revenir le malade, surveiller l'abcès et l'inciser s'il n'y a pas d'amélioration. Mais j'estime que quatre-vingt-quinze fois sur cent l'avulsion suffira et rendra l'incision inutile.

J'ai opéré neuf malades dont les abcès avaient été incisés, mais qui, par négligence ou autre cause, avaient conservé leurs mauvaises dents. Naturellement, les abcès se sont renouvelés et la fistule n'a été guérie que lorsque la cause a été supprimée.

Il est un cas cependant où l'incision est indispensable avant l'avulsion, c'est lorsque le patient est atteint de contracture et qu'il est absolument impossible de lui ouvrir la bouche. Dans ce cas, il n'y a pas à hésiter : il faut inciser l'abcès immédiatement, mais il faut savoir que l'incision est illusoire si elle n'est pas suivie, dans les huit jours au plus tard, de l'avulsion de la dent malade. Tel est le cas que je **rapporte dans l'observation XXVII.** L'abcès menaçant de s'ouvrir à l'extérieur et l'avulsion étant rendue impossible par une contracture que je ne pus vaincre, je fis l'ouverture de l'abcès. Six jours après, je pratiquai l'avulsion de la dent et la guérison était complète au bout de dix-sept jours sans fistule et sans autre cicatrice que celle de l'incision. Résultat très favorable si on le compare aux neuf autres malades cités précédemment qui tous ont eu des abcès répétés et sont porteurs de cicatrices très apparentes.

Après l'avulsion, on n'a plus qu'à attendre la guérison qui se fait naturellement. Prescrire des bains de bouche antiseptiques fréquents pendant les premiers jours. Au bout de trois semaines ou un mois, si la cicatrisation n'est pas en bonne voie, pratiquer un curettage. Sur trente-deux opérés, trois fois cette nouvelle intervention a été nécessaire. Deux fois la guérison a été obtenue trois semaines après le curettage. Le troisième malade, n'ayant pas voulu se soumettre au curettage, n'a été guéri qu'au bout de quatre mois, au prix d'une large cicatrice causée par l'ouverture successive de la fistule en plusieurs points.

Pour rémédier à la difformité causée par l'adhérence de la cicatrice, on peut intervenir après guérison complète de la fistule. On pratique une incision près des adhérences, on mobilise la peau et l'on termine par un point de suture.

CONCLUSIONS

I. — Les fistules d'origine dentaire sont très fréquentes et se rencontrent surtout chez les adultes.

II. — Elles siègent aux deux maxillaires, mais de préférence au maxillaire inférieur.

III. — Elles sont causées surtout par la carie pénétrante des dents permanentes et exceptionnellement des dents temporaires.

IV. — Le diagnostic est parfois difficile lorsque la fistule est occasionnée par une dent non cariée mais lésée par un traumatisme.

V. — Bien déterminer la dent qui est en cause et ensuite :
      1º Pratiquer l'avulsion ;
      2º Prescrire des bains de bouche antiseptiques ;
      3º Pratiquer un curettage s'il y a lieu.

VI. — La guérison est la règle. S'il reste une cicatrice trop apparente, on peut y rémédier par une petite intervention chirurgicale.

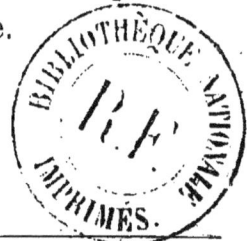

Limoges. — Imprimerie Henri CHARLES-LAVAUZELLE.

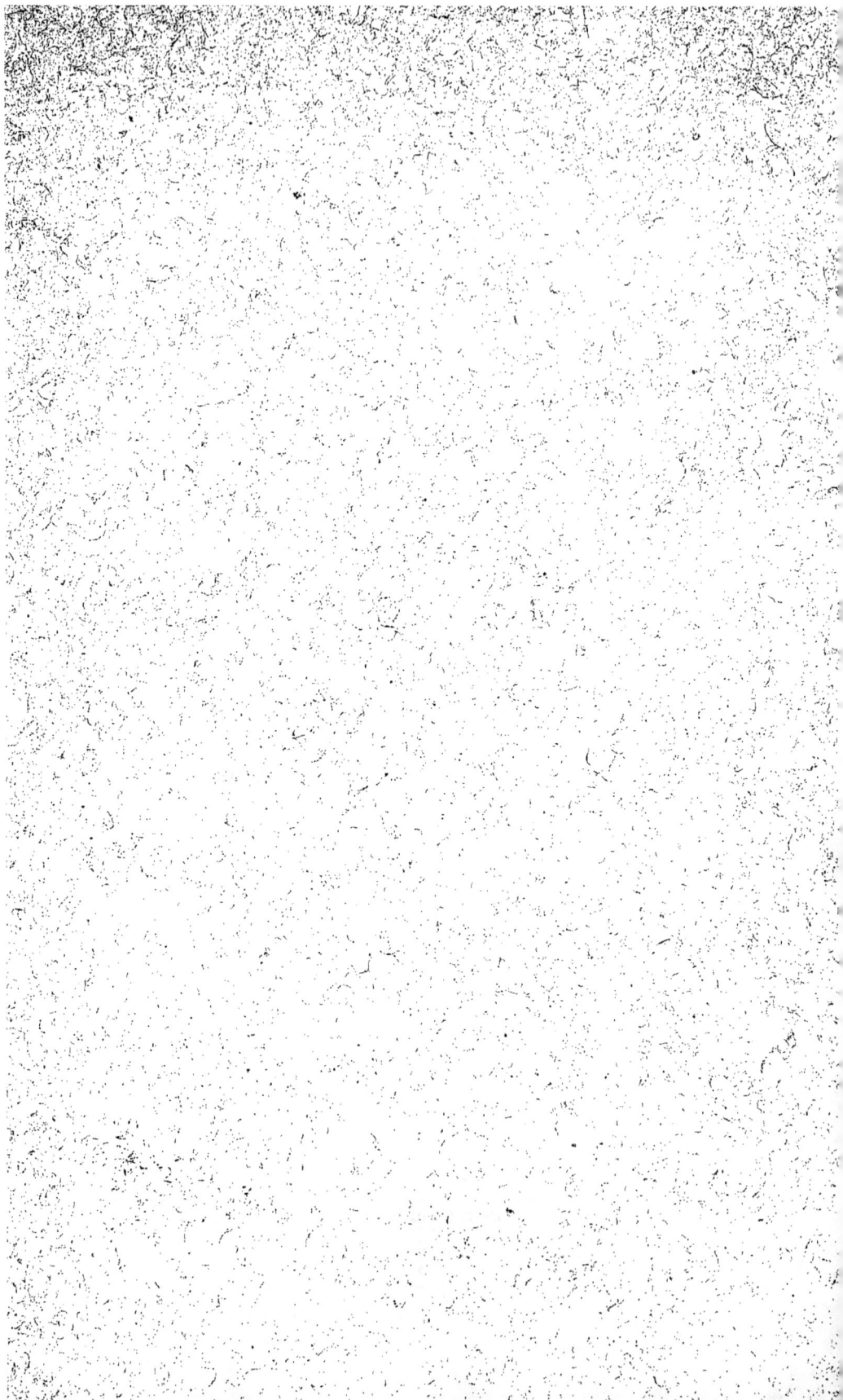

LIMOGES. — IMPRIMERIE Henri CHARLES-LAVAUZELLE.

www.ingramcontent.com/pod-product-compliance
Lightning Source LLC
Chambersburg PA
CBHW060502210326
41520CB00015B/4066